무릎 통증
한 번에 잡기

무릎 통증 한 번에 잡기

발행   2022년 06월 24일
저자   이충한
펴낸이   한건희
펴낸곳   주식회사 부크크
출판사등록 2014. 07. 15(제2014-16호)
주소   서울 금천구 가산디지털1로 119 SK트윈테크타워 A동 305
전화   1670-8316
E-mai   info@bookk.co.kr
ISBN   979-11-372-8697-9

www.bookk.co.kr

초기 **재활**을 성공적으로 이루는 **운동 법칙**

무릎 통증
한 번에 잡기

이충한 지음

BOOKK

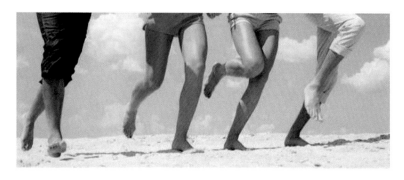

CONTENT

무릎 상해로 고통 받는 이들 에게 이 책을 바칩니다.

　　무릎을 다치셨다구요? 무릎 수술 재활을 통해 많은 환자를 치료해 본 경험을 이 책을 통해 나누면서, 혹시 지금 무릎 상해를 입었거나, 가족이나 지인 중 무릎 상해로 고통 받는 분들에게 스스로 치료하는 길 안내잡이 역할을 하고자 한다.

　　어떤 특별하고 획기적인 운동 치료 방법은 아니다. 이 책의 목적은 무릎 수술 후나 또는 상해 후 초기 재활에서 치료 현장에서 겪은 경험을 기술하였다. 또한 초기 재활에서 목발을 떼고 걸을 수 있는 있도록 구성된 실용서 이며, 단순히 무릎이 아픈 사람들에게도 효과적인 방법을 다루었다.

　　전문적인 원서가 아니기에 독자들이 가볍게 읽으며 치료의 메커니즘을 이해할 수 있도록 해부학적인 이론을 겸하였으나 원론적인 부분보다 실용적인 부분에 중점을 두었다.

　　무작정 아퍼서 병원에 내원하여 의사 선생님의 처방을 받고 그대로 치료 받는 시대는 지났습니다. 아픈 당사자인 우리도 기본적인 것을 알아야 나의 통증에 대한 더 좋은 치료와 서비스를 받을 수 있다.

　　필자는 7세 때 유도를 시작했고, 에어로빅 체조 국가 대표선수로 은퇴를 했습니다. 엘리트 운동 선수로 20년 이상을 활동하면서 여러 병원을 다녔습니다. 병원을 갈 때마다 의사 선생님께서는 "충분한 휴식을 취하고 운동을 시작 해야합니다." 라는 말을 들었습니다.

충분한 휴식! 너무 좋치요. 저도 쉬고 싶습니다. 그러나 그것은 바로 그냥 선수생활 접으라는 것과 똑 같은 말이다. 제가 쉬면 제 역할은 제 밑에 후배가 대신 이어받게 되고, 한참 휴식을 취하고 돌아오면 그 후배는 제 자리를 견고하게 차고 있겠지요.

이런 이유로 여러 병원을 쇼핑하듯 돌아 다녔던 지난 시간들이 생각이나고, 여러 병원의 다양하고 다른 치료를 받으면서 어떤 치료가 효과적인지 아닌지를 배우게 되었습니다.

현재 치료의 획기적인 기구와 방법들이 쏟아져 나오고 있지만, 예전 치료 방법이라서 지금 나온 치료 방법들에 비해서 효과가 떨어지는 것도 아니고, 현재 새로운 치료라고 해서 예전의 치료 방법보다 더 좋은 것도 아니라는 사실도 알게 되었습니다.

이 책은 여러분이 글로 이해하기 어려운 부분은 그림과 사진을 통해 이해할 수 있도록 집필하였습니다.

무릎이 아프신가요? 그럼 이제부터 가벼운 마음으로 이 책을 읽어보세요. 그리고 실행해보세요. 그리고 여러분의 무릎을 확인해보세요. 한결 통증이 줄어든 것을 경험하게 될 것입니다.

이 책을 읽는 여러분의 무릎은 반드시 회복 될 것 입니다

환자가 호갱이가 되는 현실

　　일반적으로 판매자는 '호갱님' 소비자들은 '호갱이'라고 합니다. 병원에 가면 의사선생님들은 '호갱님'이 되고 환자인 여러분은 '호갱이'가 됩니다 이 표현은 판매자들이 입으로는 '고객님'이라며 친절하게 굴지만 실제로는 고객을 우습게 보는 현실을 비꼰 표현이라는 것을 우리는 이미 알고 있다.

　　무릎을 다쳤는데, 무릎이 심하게 다쳤다고 판단되면 의사 선생님께서는 MRI를 권유합니다. 그런데 중요한건 무릎이 어느 정도 찢어졌는지 좀 더 세밀하게 알기 위해서는 관절내시경을 통해서 확인을 해야 알 수 있다.

　　보통 MRI를 찍는 경우는 환자의 무릎 부위가 심하게 부었다거나, 심하게 붓지는 않았지만, 환자가 보행에 어려움이 있고 통증을 호소할 때 MRI를 찍도록 권유한다.

　　MRI를 찍고 나면 그것의 결과가 크던 작던 현재 환자가 통증을 호소하고 있고, 보행에 어려움이 있다면 수술을 권하는 것이 병원의 현실이다. 이럴 때 환자는 호갱이가 되는 것이죠. 상해 부위에 대한 전문성이 없기 때문에 호갱님께 낚일 확률이 높아 지게 되는 것이죠.

그것을 어떻게 아냐구요? 제가 병원 현장에서 환자를 치료해본 경험이 있으며, 내측 반월상 연골의 파열로 병원에 가서 진단을 받은 환자의 입장을 경험해 보았기 때문이다.

생각지 못한 반월상 연골 파열

건강을 위해 배송 일을 하던 중 어느 날 아파트 계단 위를 올라가다가 왼쪽 무릎이 돌아가면서 무릎에 심한 통증과 함께 걷기 어려운 상황이 발생했다. 무릎 수술 재활을 통해 많은 사람을 치료해 본 경험과 국가대표 운동 선수로서 많이 다쳐본 직감으로 나의 부상이 심상치 않음을 직감했다.

무엇보다 놀랐던 것은 운동선수로 힘든 운동을 이겨냈던 제가 가벼운 물건을 들고 계단을 올라가다가 다쳤다는 사실이다. 그 당시 무릎이 돌아가면서 내 귓가에 무릎에서 찢어지는 소리를 들었기 때문에 이미 무릎의 어느 부위가 찢어졌는지 알 수 있었다. 표면상으로 보았을 때 무릎 전체가 부어 있었지만 정작 문제는 왼쪽 무릎 안쪽에서 찢어졌음을 알고 병원에서 MRI를 찍었다.

병원에 들어갈 때부터 보행에 어려움을 겪고 있었기에 MRI를 판독한 의사선생님께서 수술을 바로 해야 한다고 권유하셨다. 제가 찢어진 부위는 왼쪽 내측 반월상 연골 이였고, 보통 50%이상이 찢어지지 않았다면 재활을 통해 능히 극복할 수 있다는 것을 알고 있었기에 재활을 결정하고 그 당시 수술은 보류하였다.

열심히 재활운동을 실시 후 3개월이 지난 뒤 통증도 많이 사라졌고, 보행 뿐만 아니라 달리는 데에도 문제가 없이 훈련을 통해 만들어 놓았다. 그런데 문제는 내측 반월상 연골부위에서 어떤 특정한 움직임에서 소리가 나고 뭔가 걸리는 느낌이 지속적으로 발견되어 다시 병원에 내원하게 되었다.

병원에 내원 후 현재의 무릎 상황을 설명하면서 "수술을 하면 좋아질 수 있을까요?"라고 의사 선생님께 여쭈어 보았다. 의사선생님께서는 지금 MRI 상태로 보았을 때 심한 상태가 아니니 수술을 하지 않아도 된다고 하셨다.

3개월 전에 절뚝거리면서 병원에 들어갈 때 MRI하고 3개월 지난 지금의 MRI는 똑같은 것인데 그 때와 3개월 지난 상황에서의 답변이 다른 것에 당황 스러웠다. 물론 이런 상황은 개인적인 스토리이기에 모든 이들에게 일반화 할 수는 없지만 이런 경험을 통해 무릎 통증과 수술을 준비하는 이들에게 마음의 위로와 운동 재활에 도움이 되었으면 한다.

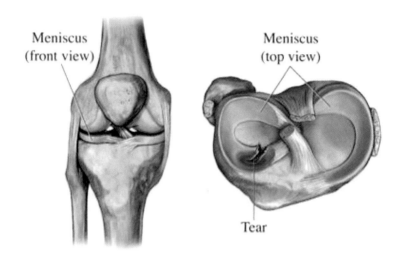

Meniscus (front view)

Meniscus (top view)

Tear

<반월상 연골>

위 사진은 제가 다친 반월상 연골이다. 무릎의 해부학적 구조를 이해하면 반월상 연골을 다친 분들에게 도움이 될 수 있다. 무릎 관절은 허벅지뼈(대퇴골)와 종아리뼈(경골), 그리고 무릎 앞쪽의 동그란 뼈(슬개골)로 구성되어 있다. 이 뼈들 사이에 인대나 힘줄, 연골 및 연골판 등이 존재하는데, 이 중에서 반월상 연골은 반달 모양의 초승달 모양으로 인해 "반월" 연골 이라고도 한다.

"혹시 이런 경험 해보셨나요?"

다친 경험이 전혀 없는데 얼마 전부터 무릎이 이유없이 아픈 경우 말입니다. 제가 병원에서 환자의 무릎을 치료하다 보면 무릎 손상에

무릎 통증 한 번에 잡기

대한 과거력이 없는데 갑자기 어느 날부터 통증이 시작되고 아프다는 경우가 종종 있다. 이 부분은 무릎의 해부학적인 구조를 이해하면 쉽게 이해할 수 있다.

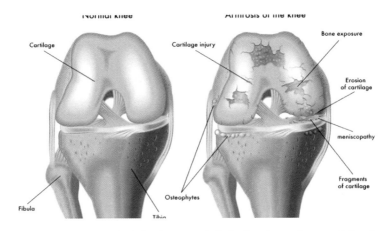

위 사진은 정상적인 연골 vs 퇴행성 연골을 보여주고 있다. 위 사진에서 연골(Cartilage)은 뼈의 표면을 감싸고 있는 두께 3-5mm정도의 단단한 막으로 되어 있다. 연골은 단단하지만 표면은 매끄러워서 연골끼리 서로 부딪혀도 어떤 마찰이 발생하지 않는 구조로 되어 있다. 이런 해부학적인 구조로 무릎을 구부리거나 펼 때 관절이 자연스럽고 매끄럽게 움직이게 도와주는 기능을 한다. 연골이 없는 것을 한번 상상해 보시겠습니까? 만약 그렇다면 무릎을 움직일 때 뼈와 뼈끼리 접촉하기 때문에 위의 오른쪽 사진과 같이 퇴행성 관절염으로 빠르게 진행될 것이다. 우리 몸에 이렇게 중요한 역할을 하는 연골은 다른 조직과 달리 자연 치유력이 없다. 한번 손상이 되거나 닳아지면 스스로 재생이

되지 않고 점차적으로 손상의 범위가 커지게 된다. 또한 다른 조직들과 달리 연골에는 통증을 느끼는 신경세포가 존재하지 않기 때문에 통증을 느꼈을 때는 이미 연골이 부분적으로 닳아져 있는 상태인 것이다.

지금까지 해부학적으로 살펴본 연골의 구조를 고려하면 "심하게 운동을 하거나 어떤 상해의 과거력이 없는데 왜 무릎이 아프기 시작한 것일까? 라는 질문을 다음과 같이 생각할 수 있다. 이전에 자신도 인지하지 못한 가벼운 충격으로 연골에 손상을 입었던 것이 아닐까? 라고 말이다. 물론 모든 무릎의 통증이 연골 손상이라고 할 수 없지만 그런 가능성도 추측해 볼 수 있다. 연골은 재생이 되지 않는 조직이기에 무릎의 통증이 3개월 이상(만성통증) 지속된다면 연골 손상을 의심해 보아야 하고 병원에 내원하여 치료를 받는 것이 중요하다.

-가장 흔한 무릎 부상의 원인

흔한 부상은 달리다가 갑자기 멈추고 동시에 방향을 바꾸거나 다리를 똑바로 세우고 점프하고 착지할 때 이다.

불행히도 여성은 남성보다 전방 십자 인대 부상을 입을 가능성이 2-8배 더 높으며 점프 후 착지 할 때 가장 자주 발생한다. 여성은 착지할 때 대퇴사두근을 먼저 수축시키는 경향이 있고, 남성은 햄스트링을 수축시키는 경향이 있기 때문이다. 또한 신체구조적으로 키가 작은 사람들은 허벅지가 더 짧기 때문에 하중이 분산되고 하중이 가해진 무릎의 과도한 과신전은 전방 십자 인대 부상의 위험을 증가시킨다.

십자 인대 부상이 스키, 핸드볼, 축구, 농구 및 접촉 스포츠보다 체조에서 훨씬 덜 일반적이라 는 것은 놀라운 일이다.

무릎 상해 후 자가 점검

만약 여러분이 수술을 해야 한다는 진단을 받았다면 한번 쯤은 "수술을 꼭 해야하는 것인가?" 생각해 보아야 한다. 보통 무릎은 관절 내시경을 통해 보지 않는 이상 정확한 판단이 어렵기 때문이다. 여러분들의 무릎 통증이 3개월 이상 된 만성통증을 가지고 있으며, 부상 시 무릎에서 어떤 찢어지는 소리를 들었다고 한다면 의사 선생님의 진단에 여러분은 쉽게 따르기가 쉽다.

관절 내시경을 보지 않는 한 무릎의 상황을 정확하게 알 수 없다는 사실에 근거하여 여러분이 자신의 무릎 상황을 아래와 같이 자가 점검표를 통해 스스로 점검해 보시기를 바란다.

☐ 무릎 손상이 있기 전 지속되는 무릎의 통증을 경험했다.

☐ 무릎이 항상 부어 있어 아이스팩을 하고 있다.

☐ 어떤 특정한 움직임을 할 때 무릎의 통증을 느꼈다.

☐ 관절을 움직일 때마다 우두둑 거리는 소리(관절 탄발음)가 난다

☐ 계단을 오르고 내릴 때 통증을 느낀다.

□ 운동 중 갑자기 무릎이 구부러지지 않거나 펴지지 않는다
(관절 잠김 증상)

□ 종아리 뒤쪽 근육의 통증이나 이상 증상이 있다

보통 위와 같은 증상을 느낄 때 환자는 스스로 어떻게 할 줄 몰라 당황 해하며 병원에 내원한다. 이와 같이 병원 치료의 도움을 받아 빨리 일상으로 돌아갈 수 있도록 치료를 받는 것은 중요하다. 그러나 환자 자신도 본인 상태에 대한 어느 정도의 지식을 알고 있으면 병원 치료 외의 시간을 스스로 돌볼 수 있다.

우선 무릎에서 소리가 나는 것이 무조건 문제가 되지 않으나, 주의를 요하는 소리가 있다. 무릎에서 나는 소리가 다양하기에 그런 소리의 종류를 살피고 점검하는 것은 일상으로의 회복에 중요하다.

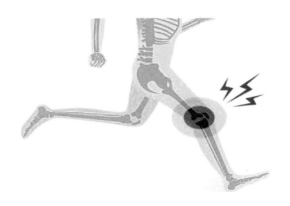

<무릎에서 나는 소리의 종류>

딱딱딱 - 우리가 손가락을 구부러서 내는 것과 비슷한 원리로 무릎 관절이 움직이면서 발생하는 압력의 변화로 이뤄지는 소리이기에 너무 예민할 필요는 없다. 만약 이러한 소리가 일주일 이상 반복되고 통증이 생긴다면 무릎 연골에 손상이 있음을 의심해 본다.

뚜두둑 - 이미 무릎 연골이 닳았다는 신호이다. 이러한 소리와 함께 통증이 3개월동안 지속되었다면 만성으로 연골의 상태를 병원에서 진단받아야 한다. 그러나 소리는 있지만 통증이 없다면 재활 운동을 통해서 충분히 극복 가능하다.

사각사각, 뿌지직 뿌지직 - 움직일 때마다 옆 사람도 들을 수 있을 정도의 소리가 나는 경우라면 심각하게 연골이 손상 되었음을 나타내고 있다. 보통 이 정도의 소리가 난다면 항상 무릎이 부어 있으며, 열감이 있다. 이런 경우라면 항상 아이스팩을 통해 열감을 가라 앉혀야 하며, 재활운동을 통해 무릎 주변 근육을 열심히 단련해야 한다.

-무릎 전방 통증(슬개 대퇴부 통증)

무릎의 앞쪽(전방)에서 통증을 느꼈다면 허벅지와 엉덩이 근육을 강화하면 슬개골을 안정시킬 수 있으며 통증을 줄이는 것으로 나타났다. 무릎 앞쪽의 통증(소위 슬개대퇴 통증)은 가장 흔한 무릎 문제 중 하나이다.

전방 무릎 통증은 일반적으로 과사용의 결과이다. 이것은 무릎이 너무 많은 스트레스를 받았고 그 스트레스에 충분히 빨리 적응할 수 없었음을 의미한다. 그러나 그것 때문에 무릎이 약해지거나 상처를 크게 입을까 염려할 필요는 없다.

이런 통증의 경우 무릎을 맛사지 하여 풀어주는 것이 가장 중요하다. 그리고 통증이 심하면 하던 일이나 운동을 쉬어야 한다. 경미한 통증의 경우에는 훈련을 덜하고 인터벌, 산 또는 계단과 같은 무릎에 체중의 부하를 많이 주는 곳은 피하는 것이 바람직하다.

전방 무릎 통증을 호소하는 환자를 대상으로 아래의 지침을 처방한 결과 좋은 결과를 얻었다고 한다.

● 평소보다 짧은 거리를 걷는다.

● 만약 엘리트 선수라면 더 느리게 달린다.

● 달릴 때 통증이 0(통증 없음)에서 10(최대 통증)까지의 척도에서 2보다 더 통증이 생기지 않는지 확인한다.

● 통증이 늦어도 **1시간 후에 가라앉고** 달리기 후 아침에 전보다 **더 악화되지 않는 방식**으로 무릎에 부하를 가한다.

이러한 권장 사항을 제공함으로써 많은 사람들이 몇 달 안에 자신의 통증을 제어할 수 있었다.

시간이 지나도 통증이 줄어들지 않는다면 여러분들이 보행 패턴을 바꾸어 볼 필요가 있다.

● 보행 시 발뒤꿈치로 착지하지 말고 가운데 발에 착지하고 앞발로 굴러 나간다. 그러면 슬개골에 가해지는 압력이 줄어든다(그림 참조).

● 엉덩이가 안정적으로 유지되고 좌우로 틀리지 않고 걸어야 한다.

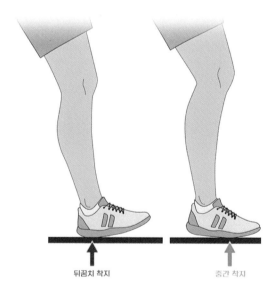

정상적인 연골과 비정상적인 연골

　　우선 한국에는 원판형 반월상 연골 기형 빈도가 10-15%로 높은 편이다. 원래 반월상 연골은 말발굽처럼 생겨야 되지만 이 증상은 원판형으로 구조적으로 면적이 넓어지다 보니 연골 밀도가 낮아 퇴행에 취약하다. 30-40대 중에 무릎에 통증을 호소하고 보행 시 힘들어 하는 환자를 보면 연골판 기형이 많다. 무릎 바깥쪽 통증을 호소하고, 움직일 때 '덜컹'거리는 느낌과 무릎이 잘 구부러지지 않는 등의 증상을 이야기 한다.

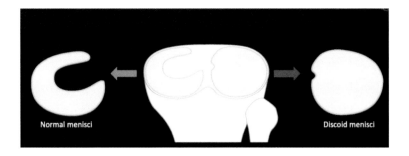

　　위 그림은 우리 무릎에 있는 연골의 정상적인 연골과 비정상적인 연골의 상태를 보여주고 있다. 정상적이라면 왼쪽에 있는 그림처럼 연골이 좌우 동일한 모양으로 있어야 하지만 오른쪽 사진처럼 비정상

적인 연골도 존재한다. 이런 경우 무릎 연골이 보행 시 체중의 부하를 많이 받게 되어 퇴행성으로 통증을 일으킬 확률이 높아지게 된다.

비정상적인 연골의 경우 파열이 되지 않았다면 연골 성형술을 통해 연골을 말 밥굽 모양(오른쪽 사진)으로 이쁘게 깍아주는 수술을 진행한다. 그러나 파열이 되어 연골의 기능을 잃어 버렸다면 연골 이식술을 진행한다. 이렇게 연골 이식술을 한 사람의 경우, 재활운동을 하기 보다 이식한 연골이 잘 안착할 수 있도록 3주간 석고 고정, 3개월간 지연 재활을 진행한다. 그 이유는 연골 이식 후 바로 진행할 경우 연골이 탈구될 확률이 높기 때문에 이러한 방식을 취하고 있다.

재활 운동 어떻게 진행해야 하나?

　　보통 연골 이식한 경우는 일반 수술 환자에 비해 재활 현장에 있어서 적은 케이스에 속한다. 이런 특수한 상황이 아니라면 보통 수술 2일째부터 재활치료를 시작하게 된다. 수술을 반드시 해야 되는 상황에서 무엇보다 중요한 것은 사전 재활을 통해 근육강화를 한 뒤 수술을 받아야 수술 후 회복속도가 빠르다. 그러나 현장에서는 여전히 수술 후 재활을 진행하고 있는 것이 안타까운 현실이기도 하다.

　　재활 초기 목적은 스스로 걸을 수 있도록 '**관절의 가동범위**'와 '**근력강화**'에 목표를 두고 실시해야 한다. 또한 반월상 연골의 손상, 전방십자인대, 후방십자인대 등 모든 무릎의 초기 재활 운동 치료는 비슷하게 진행 되어 진다. 무릎에서 손상 부위에 따라 더 강화되어야 하는 부분이 있을 수 있지만 무릎 관련 손상에서의 일반 재활 운동은 거의 비슷하게 루틴이 진행된다고 보면 된다.

　　여기에서 다루어지는 내용은 초기 재활 운동에 대해서 일반적인 내용도 다루어 드리지만, 시간 낭비! 재정 낭비! 하지 않으면서 빠르게 회복되는 운동 치료 방법을 소개하여 환자분들이 현장에서 이루어지는 치료에 대해서 이해할 수 있도록 함께 공유해 드리고자 한다.

-수술 후 병원에서의 운동 치료

수술 후 병원에서의 물리치료는 그 다음날부터 실시하게 됩니다. 그와 더불어 **무릎 관절 가동범위**를 확장하기 위한 CPM이라는 장비를 사용하게 된다.

CPM 장비를 사용하면서 병원에서의 물리치료 외에 운동 치료는 환자의 선택에 의해서 실시하게 된다. 운동 치료는 무릎에 부담이 가지 않도록 체중의 부하가 무릎에 걸리지 않는 범위 내에서 물리 치료사 또는 운동 치료사의 도움으로 실시하게 된다. 운동 치료는 수술 후 환자의 상태에 따라 시작하는 시기가 다르며, 빠르면 수술 후 3일 후 또는 1주일 후부터 가벼운 운동 치료를 시작한다.

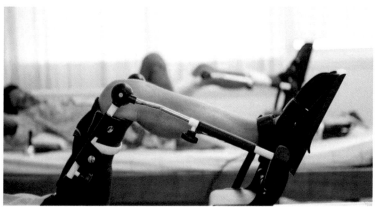

https://www.youtube.com/watch?v=4gcwpm1NbrE CPM

CPM 장비를 활용하여 관절이 잘 구부러 지도록 치료 받으면서 운동 치료는 환자의 선택에 의해서 실시하게 된다. 운동 치료는 무릎에 부담이 가지 않도록 체중의 부하가 무릎에 걸리지 않는 범위 내에서 물리 치료사 또는 운동 치료사의 도움으로 실시한다. 보통 운동 치료는 수술 후 환자의 상태에 따라 시작하는 시기가 다르지만, 치료사의 관점으로 보았을 때 수술 부위에 부담이 가지 않으면서 하는 운동 방법이 있기에 수술 후 환자의 컨디션에 따라 운동 치료는 바로 시작할 수 있다. 수술 후 침대 생활을 오래 하게 되면 무릎 근육 뿐만 아니라 전체적인 근육 손실이 발생하기에 무릎에서 가까이 있는 근육부터 단련을 시켜 다면 환자의 재활 시간이 획기적으로 줄어들 수 있다.

병원에서 실시하는 치료 중 무릎에 부담을 주지 않으면서 환자가 운동 할 수 있도록 SLING이라는 장비를 활용하며, 여러병원에서 활용하고 있다. 이외에도 병원마다 환자의 치료를 극대화 하기 위해 첨단장비를 도입하여 특색있게 재활운동을 진행하고 있지만 사람이 수기로 하는 치료가 어떤 장비로 치료하는 것보다 훨씬 빠르다는 것은 제가 현장에서 치료하면서 느끼고 있는 부분이기도 하다.

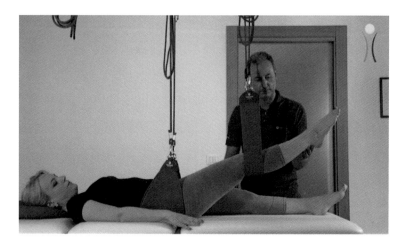

https://www.youtube.com/watch?v=pMUn8hWPX6Q

-무릎 견인을 위한 운동방법

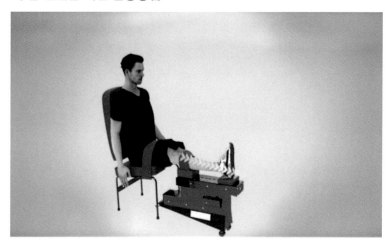

https://www.youtube.com/watch?v=Lt9b7K9wDHM

무릎 통증 한 번에 잡기

목이나 허리와 같은 경우는 병원에서 견인치료기를 통해 치료를 실시한다. 그러나 우리나라의 경우 무릎의 재활에서 견인치료기를 거의 사용하지 않고 있는 실정이다. 무릎을 위한 여러 가지 치료 장비 중 외국에서 사용하는 장비인 KNEE TRACTION이라는 장비가 있다. 현재 이 장비를 사용시 무릎에 통증이 있는 분들이 사용하면 통증을 줄이는데 도움이 될 수 있을 것이라 예상된다. 이 장비를 소개 시켜드리는 이유는 이러한 방법을 토대로 운동하는 방법을 설명 드리기 위해서다.

위에 제시 된 url을 통해 영상을 보셨다면 어떤 원리로 무릎이 회복될 수 있는지 확인을 하셨을 것이다. 목이나 허리 치료와 같은 원리로 무릎도 견인을 통해 회복을 도울 수 있다.

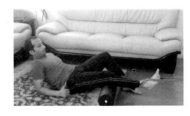

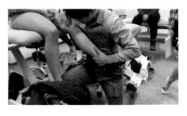

https://www.youtube.com/
watch?v=ujVduxP5TXQ

https://www.youtube.com/
watch?v=I3E1hjV5p0s

위의 영상 중 왼쪽 왼쪽에 있는 영상은 치료를 돕는 사람을 통해서 할 수 있는 무릎 견인 방법으로 동영상에서 보듯이 환자의 무릎을 가슴에 대고 오른쪽 손은 위쪽으로 당기고 왼쪽 손은 밑으로 당기면서 무릎과 무릎 사이를 견인해 주는 방법이다. 다른 운동은 밴드를 통해서 무릎을 견인하는 방법을 설명하고 있다. 무릎에 통증이 있거나 무릎에서 소리가 자주 나시는 분들이라면 영상에서 실시하는 방법으로 따라하시면 무릎의 통증과 소리가 줄어드는 것을 확인 할 수 있다.

환자를 치료 시 효과를 많이 보았지만 제 자신이 현재 내측 반월상 파열로 수술을 하지 않은 상태에서 보행 시 찢어진 내측 반월상 연골부위에서 소리가 나는 상황 이였으나 이 운동을 통해 소리가 사그라 들었고 도움을 많이 받았다.

무릎 회복에 있어 중요한 것은 **체중 조절**과 앞으로도 꾸준히 관리해야 된다는 것이다. 체중 조절을 해야 무릎에 가해지는 체중 부하가 줄어들어 무릎이 한 층 편안 해지며 회복에 많은 도움이 된다.

나이가 들어가면서 근육의 양은 줄어들고 관절과 관절 사이는 줄어들게 되어 있다. 그러나 놀라운 사실은 70-80대가 되어도 운동을 통해 관리를 꾸준히 해온 노인의 경우 그렇치 않은 노인에 비해 관절이 건강하며 줄어들지 않았다는 것이다. 위와 같이 무릎 견인 뿐만 아니라 "기지개'를 꾸준히 해주면 척추 관절에도 도움이 되니 일상에서 꾸준히 실천 하기를 바란다.

-수술 후 재활 운동의 첫 시작

무릎 수술을 했다면 모두 동일하게 첫 번째로 해야 될 것이 바로

"**관절 가동범위' 확장**"이라고 서두에서 말한 바 있다. CPM이라는 기계는 무릎의 각을 최고 135-140도까지 낼 수 있는 장비이다. 그 뒤 부터는 본인 스스로 무릎의 각을 더 만들어야 하기에 가정에서 쉽게 진행할 수 있도록 방법을 소개해 드리고자 한다. 아래 사진과 같이 무릎이 엉덩이에 닿을 수 있고, 쪼그려 앉기가 되도록 계속적으로 스트레칭 해주어야 한다.

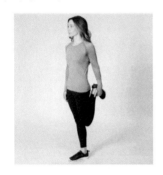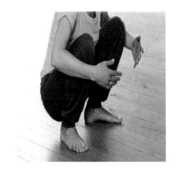

쪼그려 앉기의 경우 인공관절 치환술을 하신 경우 더 많은 시간을 할애하여 스트레칭을 하셔야 가능하며, 때때로 원래부터 아킬레스건이 짧은 신 분들의 경우 무릎을 꺾어도 쪼그려 앉기가 되지 않는 사람이 있다. 이런 사람은 아킬레스건의 스트레칭을 꾸준히 실시해야 도움이 된다.

아킬레스건 스트레칭은 밴드로 발바닥에 걸어주고 당기는 것부터 여러 가지 다양한 스트레칭이 존재하지만 중요한 것은 나의 힘을 덜 들이면서 효과적으로 스트레칭 할 수 있도록 한다. 불필요한 힘이 많이 들어간 만큼 체력 손실이 많이 나기 때문이다.

　　아래 사진처럼 계단 위에서 하는 아킬레스건 스트레칭은 나의
체중의 부하로 스트레칭을 실시하기 때문에 힘들지 않게 실시할 수 있
다. 또한 아킬레스건의 스트레칭을 오랫동안 유지할 수 있어 빠른 시간
에 짧은 아킬레스건의 길이를 증가시킬 수 있는 것이 장점이다.

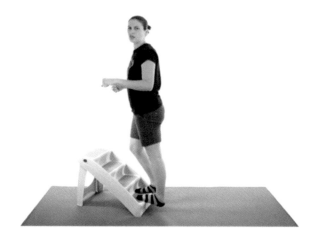

https://www.youtube.com/watch?v=_uCUCmVpU88

　　또한 무릎 관절의 가동범위 확장에서 빼놓치 말아야 되는 운동
이 무릎을 펴는 스트레칭 이다.

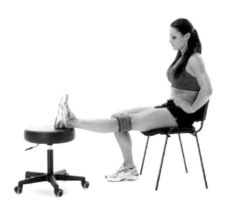

https://www.youtube.com/watch?v=xGVg7Ynw56w

　　위 사진에서 보는 것과 같이 무릎을 접는 것 뿐만 아니라 펴는 것도 매우 중요하다. 앉아서 무릎을 앞으로 뻗은 상태에서 무릎 뒤쪽 부분이 바닥에 닿은 것이 끝이 아니라 그 상태에서 조금 더 무릎을 펴주어야 무릎 스트레칭의 완성이 이루어진다. 그러기 위해선 위의 사진과 같이 의자 위에 다리를 올리고 좀더 무릎이 펴질 수 있도록 스트레칭 해주어야 한다. 무릎에 모래 주머니를 다는 것은 옵션 사항이므로 좀 더 세게 스트레칭을 하고 싶으신 분들은 모래 주머니나 무릎 위에 무게 있는 덤벨을 올려놓고 스트레칭을 해도 무방하다

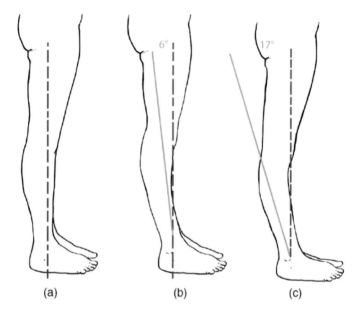

(a)   (b)   (c)

위 그림에서 보듯이 (a) 180무릎을 편 상태 (b) 186도 편 상태 (c)197도 편 상태 를 나타내고 있다.

무릎을 펴면 다리는 곧게 펴지게 되어 있다. 허벅지와 라인을 형성하면 다리는 직선으로 간주된다. 그러나 거의 모든 사람이 무릎이 180도뿐만 아니라 180도 한계를 초과해서 무릎을 펼 수 있다.

무릎을 180도 이상 펴는 것을 우리는 '과신전'이라고 부른다. 그래서 과신전 이라는 말이 넘치게 스트레칭 되는 것이기에 나쁜 것 이라고 생각할 수 있지만 그렇치 않다는 연구를 소개한다.

한 연구에서 여성의 99%는 평균 6.7도(표준편차 2.7도 및

0-17도 범위)를 관신전 했으며, 남성의 95%는 평균 5.5도(표준편차 2.5도 및 0-17.5도의 변동범위) 과신전을 나타내고 있다.

무릎을 과도하게 위 그림에서 (b), (c)처럼 신전 시키는 것이 부상의 위험을 증가시키는지에 대해 많은 연구자들은 상당히 분열되어 있다. 어떤 문헌과 요가 관련 운동을 하는 이들은 무릎을 180도 펴는 것이 이상적이라고 결론을 내렸지만 무릎의 해부학적 구조상 무릎은 약간 과신전 될 수 있다.

보행시 우리는 약 5도 정도 과신전 하는데, 당연히 대부분의 사람들이 할 수 있는 동작이다. 서거나 걸을 때 무릎을 약간 과신전 하지 않으면 대퇴사두근은 자세를 안정시키기 위해 지속적으로 작동해야 한다. 그것은 근육의 피로도를 높이고 만성적으로 근육을 짧게 단축시킬 수 있다.

무릎 수술이나 부상 후 평소처럼 무릎이 펴지지 않는다면 뭔가 무릎이 제한되고 뻣뻣한 느낌이 들것이다. 또한 펴지지 않는 감소된 운동 범위를 보상하기 위해 건강에 해로운 걷는 패턴이 형성되게 됩니다. 예를 들어 무릎 부상을 당하면 한쪽에 체중부하를 덜 주기 위해서 '절뚝', '절뚝' 걷는 것 처럼 말이다.

-보조자의 도움을 통한 관절 가동범위 확장법

관절의 가동범위 확장을 위해서는 치료사의 도움을 받으며 스트레칭을 하는게 빠른 가동범위 확장에 도움이 된다. 통증이 있을 때 보조자가 조절해 주면서 실시하기에 안전하게 진행할 수 있는 장점이 있다.

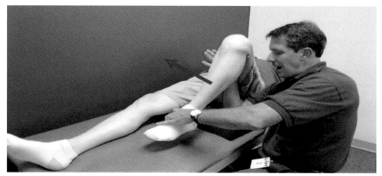

https://www.youtube.com/watch?v=hCUqYd4Fjy0

위 동영상을 통해서 보조하는 분이 똑같이 자세를 따라하면서 영상과 같이 무릎을 엉덩이 쪽으로 밀어주는 동작을 반복해 준다면 가동범위 확장에 도움이 된다.

또 다른 방법을 설명 하고자 한다.

1. 환자는 화살표 방향으로 5초정도 킥을 차듯이 앞으로 다리를 올린다

2. 보조자는 환자의 차는 다리를 왼손으로 천천히 지탱하면서 다리가 앞으로 확 차지지 않도록 버티면서 조금씩 올라온다.

1회 실시 후 무릎을 엉덩이 쪽으로 더 밀어 넣어서 위와 같은 순으로 실시합니다. 2-3회 실시 할 때 무릎은 점점 더 엉덩이 쪽으로 밀어 넣어 환자가 5초정도 발로 찰 수 있도록 실행해야 관절 가동범위 확장에 도움이 된다.

-보조자의 도움없이 진행하는 관절 가동범위 확장법

　　관절 가동범위 확장을 위해서 치료사의 도움 없이 실시하는 스트레칭은 본인이 통증이 있을 때 조절하면서 해야하며 항상 안전에 신경을 써서 실시해야 한다.

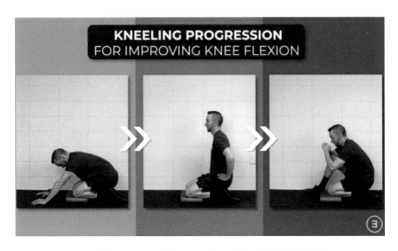

https://www.youtube.com/watch?v=kF_CyoZihCE

위에 제시된 동영상 같이 실시하되 처음 실시 할 때는 무릎과 엉덩이 사이에 두꺼운 이불이나 베게를 넣고 실시하는 것이 안전하게 실시하는 방법이다. 이런 방법으로 엉덩이가 발뒤꿈치에 닿을 때까지 지속적으로 실시 해야한다. 스트레칭을 할 때 통증이 나타나는데 통증은 당연한 현상이다. 우리가 처음 스트레칭을 하게 되면 자신의 한계 부분에서 근육이 찢어지는 통증을 참아내면서 지속해야 근육이 늘어 나듯이 통증이 있어도 어느 정도는 참고 진행해야 가동범위 확장에 도움이 된다.

-수술 후 입식용 자전거로 관절 가동범위 확장법

입식용이나 좌식용 자전거를 타는 것은 관절의 가동범위 확장에 굉장히 도움이 된다. 우선 앉아서 실시하기 때문에 체중의 부하가 무릎에 걸리지 않아 무릎에 부담이 없다. 이 운동의 경우 수술 후 1주일 후부터는 누구나 가능하며 처음 입식용 자전거로 실시 할때는 아래의 유튜브 동영상과 같이 앉는 좌석을 위로 높여서 조정한 후에 페달 밟는 것을 진행하셔야 하며, 앞으로 돌리는 것 뿐만 아니라 거꾸로 페달을 밟는 훈련을 함께 진행 해야 된다.

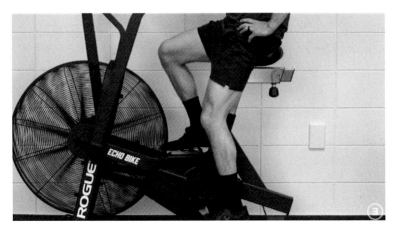

https://www.youtube.com/watch?v=kF_CyoZihCE&t=99s

　위 영상 1분 21초부터 시작되며, 무릎의 관절가동범위 확장을 위해 페달 밟는 것을 확인하기 바란다.

　수술 후 페달을 밟게 되면 무릎 가동범위가 작아 페달을 완전히 뒤로 넘길 수 없기에, 재활 초기에는 자전거의 안장을 영상과 같이 높여서 설정해도 된다. 페달을 밟고 뒤로 밟으려 할 때 특정 부분에서 무릎에 통증이 느껴지게 된다. 통증이 오면 무리하게 페달을 밟지 않고 반대로 페달을 밟아 무릎을 역으로 본인의 가슴 앞까지 가지고 온다. 그리고 다시 페달을 밟아 뒤로 밟는다. 이 훈련을 지속시 무릎에서 특정부위의 통증이 느껴지나 운동을 반복적으로 실시하게 되면 통증이 느껴지는 특정 부위를 넘어서서 가동범위가 확장되는 것을 느낄 수 있게 된다.

정리하면

1. 만약 무릎을 펴서 페달을 밟을 때 무릎을 150도 펴지는 구간에서 통증을 느꼈다면 그 곳에서 다시 역으로 페달을 밟아 가슴까지 올라오게 된다.

2. 5-10분 지속해서 자전거를 타다 보면 150도 부근에서 통증은 사라지고 155도 구간에서 통증이 발생한다.

3. 통증이 나는 155도 구간에서 5분정도 지나면 2번과 같이 통증이 사라져 160도 구간으로 넘어갈 수 있는 관절의 가동범위가 만들어진다.

설명한 방법으로 매일같이 자전거 운동을 하다 보면 관절 가동범위 확장이 일어나며, 다음단계의 관절 가동범위 확장으로 넘어갈 수 있게 된다.

위와 같은 방식으로 지속해서 자전거를 타다 보면 무릎을 꿇어도 통증을 전혀 느낄 수 없을 정도의 시점이 오게 되나, 아직 완전한 가동범위 확장을 위해서는 필요한 부분이 있다.

자전거를 통한 관절가동범위 확장 시 자전거 설정과 주의사항은 아래와 같다.

● 안장 또는 좌석 높이를 수술부위 통증에 따라 조정한다.

● 안장의 기울기를 조정하여 수평이 되게 설정한다.

● 페달의 발 위치를 정면으로 향하게 놓는다

● 자전거 핸들 바를 양쪽 동일하게 잡는다.

● 자전거 페달링 시 올바르게 밟아야 한다(아래 그림 참조).

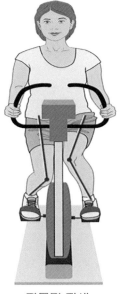

잘못된 자세

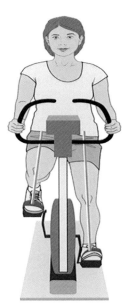

올바른 자세

위와 같은 방법으로 실시하게 될 경우 어떤 때는 무릎이 더 부어

오를 수 있고, 통증도 더 세게 올라오곤 한다. 보통 이럴 경우 많은 환자의 경우 큰일이 난 것 아닌가? 라고 생각할 수 있으나, 그것은 회복되는 과정 가운데 일어나는 과정이라고 보면 된다.

아직 수술 부위가 아물지 않은 상태에서 수술 부위에 과도한 혈류가 유입이 되면 무릎에 열감과 붓기가 따라오게 되어 있다. 이럴 경우 운동의 양을 조금 줄이고 열감이 있는 부위에 냉각 아이스 스프레이나 얼음을 통해서 붓기를 떨어 뜨릴 수 있습니다. 만약 너무 아픈 경우 소염제나 주사 치료도 도움이 될 수 있다.

재활 운동 초기에는 이러한 경우가 흔하기 때문에 본인의 통증 지수를 확인하며 운동을 하는 것이 중요하다.

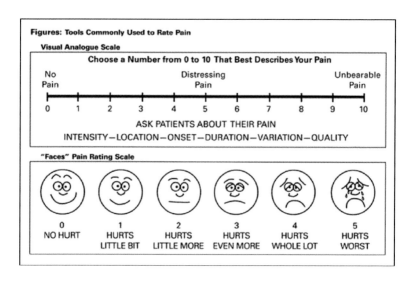

위 이미지는 통증 강도의 변화를 평가하기 위해 간단하고 자주 사용되는 VAS(Visual Analogue Scale)척도이다. 이것의 유용성은 여러 연구자들에 의해 만성 통증의 척도로 검증이 된 척도다. 운동을 시작하기 전 본인의 무릎 통증의 척도가 몇인지 적어놓고 시작하는 것을 잊지 말아야 된다.

위의 척도에서 보여지듯이

통증이 없을 때는 0,

중간 정도의 통증은 5,

극심한 통증 10

으로 표시가 되어 있다. 이것을 기준으로 여러분의 통증 지수를 메모장에 적어놓고 운동을 시작하는 것을 추천 드린다. 매번 본인이 자신의 통증 지수를 적어놓고 실시하게 되면 어떤 운동 시 무릎의 통증을 조절하는데 효과적이 였는지? 어떤 운동은 무릎에 무리가 가는지? 등 종합적으로 본인의 통증 관리를 체계적으로 관리 하게 되며, 치료사의 도움 없이도 운동으로 인한 통증 조절을 할 수 있게 된다.

		평상시	보행시	조깅시	계달오르기	계단내려오기	기타상황시
1일	운동전	0	2-3	4	2	4	앉을 때 3
	운동후	0	0	1	0	1	앉을 때 0
2일	운동전						
	운동후						
3일	운동전						
	운동후						
	운동전						
	운동후						

<vas척도를 활용한 재활 운동의 예시>

* 박스 안에 통증지수를 적어 놓는다.

위와 같이 VAS척도를 통해 재활 운동의 결과를 본인이 알고 운동을 실시하게 되면 재활 운동의 재미와 즐거움을 느낄 뿐만 아니라 일상 생활로의 복귀도 빨라지게 되는 효과를 누릴 수 있다.

시간 절약형 운동 vs 시간 낭비형 재활 운동

무릇 재활 운동에도 시간 절약형 운동이 있고, 시간을 낭비하면서 하는 재활 운동이 있다. 두 가지 모두 운동의 효과는 있지만, 시간대비 효율성의 문제는 다른 것이다. 어느 운동이 좋고 나쁘고의 문제가 아니라는 점이다. 대부분 병원에서 진행하는 운동들이 일반적으로 세계적으로 실시하고 있는 운동들이나, 세계적으로 실행하고 있다고 해서 모두 다 효율성이 좋은 운동이라고 볼 수 없다.

재활 운동의 목표는 빨리 목발을 떼고 스스로 걸을 수 있는 데에 목표를 두고 진행해야 한다.

필자는 에어로빅 체조 국가대표 선수로서 활동을 하면서 부상을 입을 때마다 여러 병원에서 재활 운동 치료를 많이 받아왔다. 잦은 부상으로 병원에서 운동 재활 치료를 받는 횟수가 거듭될수록 병원의 운동 치료가 시간대비 효율성이 떨어진다는 것을 느꼈다. 선수인 저의 입장에서는 빨리 복귀하여 시합을 뛸 수 있어야 하는데 병원의 운동 재활은 운동에 대한 경험이 없는 물리치료사 선생님이나 운동 치료사 선생님들이 똑같은 운동 재활 루틴으로 환자에게 적용하기 때문에 효율성이 많이 떨어지는 경우가 대부분이다. 다시 한번 말씀드리지만 제가 말하는 효율성은 시간을 투자한 시간만큼의 운동의 효과를 말씀드리는 것이다.

　　코치나 감독은 선수들의 운동 효과를 극대화 시키기 위해 하루의 운동 루틴을 선수들에게 제공한다. 예를 들어 점프를 잘하기 위해서는 어느 근육을 단련해야 하고 그 근육을 최상으로 단련시키기 위해 운동의 루틴을 순서에 입각해서 제공한다. 이런 엘리트 운동 선수 트레이닝을 받아온 저에게는 병원의 재활 운동 루틴이 일반인들에게 적용해온 패턴대로 되고 있다는 사실을 알았다. 제가 현장에서 운동 치료사로서 일반 환자들을 치료해 보니 역시 병원의 재활 루틴은 효율성이 많이 떨어짐을 느꼈다. 현역 운동 선수로서 현장에서 배운 운동 스킬을 수술한 환자에 맞추어 대입하자 다른 동료 치료사들에 비해서 몇배는 빠른 효과를 보았다. 그 당시 똑 같은 무릎 환자를 치료하는데 저에게 치료받은 일반환자들은 빨리 목발을 떼고 보행을 하는데 다른 동료 치료사분들의 환자들은 결과가 느리게 나타났다. 이러한 경험을 하면서 무릎 수술 후 무릎에 부담이 가지 않고 안전하면서 시간대비 효과가 있어야 한다는 것을 느끼게 되었다. 그럼 지금부터 시간 절약형 운동과 시간 낭비형 운동이 무엇인지 살펴보도록 하겠다.

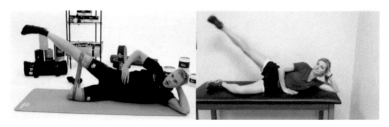

<시간 절약형 운동 VS 시간 낭비형 운동의 예1>

위 사진을 보면서 단순히 밴드를 이용해서 운동을 실시 하는게 시간 절약형 운동이냐고 반문하는 분들이 계실 겁니다. 저의 대답은 **"밴드를 사용하는게 그냥 다리를 올리는 것보다 시간 절약형 운동입니다"**라고 확실하게 대답할 수 있다.

운동의 프로그램을 구성할 때 FITT 원리에 입각하여 개인별 맞춤형 재활 운동을 구성하지 않으면 운동은 시간 낭비형 운동이 될 수밖에 없다. 그래서 운동을 구성할 때 F(Frequency빈도)-한주에 얼마나 운동을 수행할 것인지? I(Intensity강도)-운동 강도는 어느정도로 설정할 것인지? T(Type유형)-운동 유형은 근력증가, 근비대, 근지구력증가, 심폐지구력 증가 중 무엇에 포커스를 두고 진행할 것인지? T(TIME시간)-환자의 상태에 맞는 하루 운동 시간은 어느 정도가 효과적인지? 등을 고려해야 효율성 있는 재활 운동이 될 수 있다.

밴드도 강도가 다르기 때문에 밴드 강도 설정을 잘못하면 시간 낭비형 운동이 될 수 있다는 사실이다. 밴드가 아니라도 모래 주머니와 같은 것을 사용해도 무방하다. 만약 체중이 60KG이라면 3/1의 무게인 20KG 정도의 무게로 12번씩 3세트를 실시할 수 있을 정도로 세팅을 한다. 무게를 올리고 횟수를 줄이는 방법도 재활의 횟수를 거듭하면서 생각해 볼 필요가 있다. 사람에 따라 어떤 무릎 수술을 했느냐? 근육량은 어느 정도인지에 따라 무게는 12번씩 할 수 있는 정도의 무게로 설정 하면 된다. 노인의 경우는 수술 후 체력과 근육의 양이 현저히 줄어들어 있기 때문에 왼쪽 사진과 같이 운동을 실시해 주시면 되겠다.

시간을 더 절약하고 무릎에 어떤 부하도 걸리지 않고 안전하게 운동 재활을 하기 위해서는 밴드도 좋으나, 보조해 주는 사람이 환자가 무릎을 들어 올릴 때 위에서 버텨주면서 12번씩 할 수 있도록 수기로 도와주는 방법이 있다. 수기로 도와주는 운동을 실시해보면 환자가 느낄 정도로 무릎에 힘이 들어가고 목발 없이도 편하게 걸을 수 있게 된다. 필자의 경우 이 같은 방법으로 무릎 수술 후 2주 후 퇴원한 운동 선수를 하루 만에 목발 없이도 편하게 걸을 수 있도록 치료한 경험이 있다. 물론 목발을 떼는 문제는 병원 의사 선생님의 처방에 따라 진행 하셔야 한다.

아래 운동을 환자의 상태와 근육량, 일반인과 운동선수를 구별하여 밴드의 강도를 조절하여 실시하거나 수기 치료로 진행하면 훨씬 빠른 운동의 효과를 볼 수 있다. 아래 유튜브 동영상에서는 3가지 방향만 나와 있는데 한 방향이 빠져 있다. **여러분이 한 번 생각해 보시겠어요?** 어느 방향이 더 필요한지 아셨다면 재활 운동시 한 번 적용해 보시기 바란다.

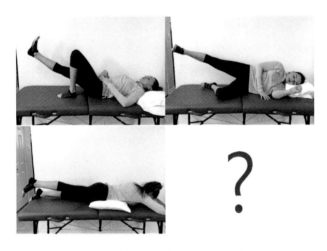

https://www.youtube.com/watch?v=gobteD5GWkE

　　무릎의 회복을 위해 4가지 방향을 고려하여 운동을 실시해야 하며, 수술 후 초기에는 무릎에 체중이나 어떤 무게의 부하가 걸리지 않는 운동을 선택하여 운동을 실시 하는 것이 중요한 부분 중 하나이다.

무릎에 부하가 걸리는 운동 vs 부하가 걸리지 않는 운동

-무릎에 부하가 걸리는 운동

　　수술 후 무릎에 부하가 걸리지 않도록 운동을 시키면서 최대의 효과를 볼 수 있도록 운동을 구성해야 한다. 조금만 생각해 보면 무릎에 부하가 걸리는 운동인지 아닌지 누구나 알 수 있다. 독자들이 쉽게 이해할 수 있도록 사진을 통해서 제시하니 사진을 통해 이해하기 바란다.

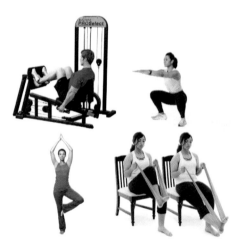

<무릎에 체중의 부하나 무게의 부하가 직접적으로 가해지는 운동>

위에 제시된 운동에서 보듯이 1.머신을 이용한 운동과 2.체중을 이용한 운동, 3.소도구 운동이라 칭하는 밴드를 사용한 운동 3가지가 있다. 이 3가지 운동을 수술 후 환자의 상태에 맞추어 적합하게 프로그램을 진행해야 하는데, 위 운동의 공통된 점이 한 가지가 있다. 무릎에 체중의 부하나 무게의 부하가 직접적으로 걸린다는 것이다.

운동 선수라면 재활 초기에도 체중을 이용하거나 밴드를 사용한 운동을 조심스럽게 상황을 보면서 실시 하지만 그렇치 않은 일반인의 경우 가급적 무릎에 부하가 걸리지 않으면서 운동할 수 있는 프로그램으로 계획하는 것이 안전하게 재활 운동을 하는 방법이라 하겠다.

-무릎에 부하가 걸리지 않으면서 실시하는 기구 운동

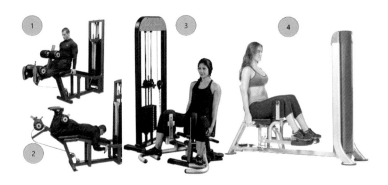

위 운동은 무릎 연골과 인대에 큰 부담을 주지 않은 운동이다. 병원에서 퇴원 후 바로 시작할 수 있는 운동이며, 누구의 도움도 받지 않고 셀프로 운동 재활을 할 수 있는 최고의 재활 운동이라 할 수 있다.

위 운동은 어떻게 실시하며 다리 어느 부위에 효과적인지 제시된 영상을 보면서 따라하시면 도움이 된다. 각각의 운동 마다 해부학적으로 어느 부위의 근육이 주된 근육인지 살펴보면서 그 부위에 집중하시면서 운동을 하게 된다면 수술 후 목발을 떼고 보행을 쉽게 하실 수 있게 된다.

책에서 제시하는 재활 운동은 수술 직후 빠른 보행을 위한 빠른 방법을 소개 시켜드리고 있다. 보행 이후는 또 다른 스케줄을 통해 본인의 상황에 맞게 업그레이드 해야한다. 본인의 일하는 스타일이 매장에서 서서 일을 한다든지, 아니면 사무실에서 오랜 시간 앉아서 일하는 직업군에 속하든지에 따라 재활 운동 프로그램을 구성해야 한다.

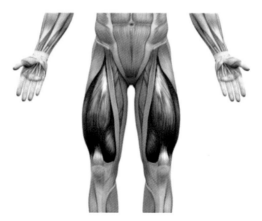

https://www.youtube.com/watch?v=PQRY75OY2TY&t=163s

<1번운동> -사용되는 근육: 넙다리 네갈래근

Leg extension 운동으로 2분 40초부터 영상을 시청하며, 동작을 어떻게 실시 하는지 자세히 보세요. 이 운동을 할 때 주의 점은 무릎을 들어 올릴 때 완전히 끝까지 들어올리면 무릎 연골에 손상이 갈 수 있기에 끝 지점 전까지만 들어 올려야 한다.

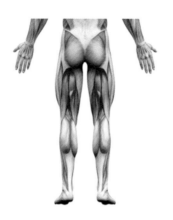

https://www.youtube.com/watch?v=6y_GEg3YFC0

<2번 운동> -사용되는 근육: 넓적다리 뒤 근육

Leg curl 운동으로 위 사진과 같이 일반적으로 진행하는 Leg curl 운동은 완전히 엎드려서 실시하나 영상에서는 다양한 자세로 실시하고 있다. 어떤 자세는 완전히 엎드리는 것보다 더 편하게 Leg curl 운동을 하는데 도움이 될 수 있다.

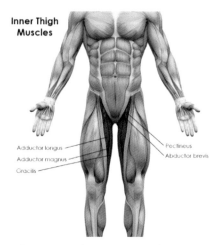

Inner Thigh Muscles

Adductor longus
Adductor magnus
Gracilis

Pectineus
Abductor brevis

https://www.youtube.com/watch?v=1DlBqwlvlFw

<3번 운동>-사용되는 근육: 넙다리 네갈래근

Inner thigh 운동으로 58초부터 하는 방법을 보시기 바란다. 이 운동은 허벅지 안쪽에 있는 내전근 5가지 근육을 단련 시켜준다. 특히 이 기구는 무릎 내측 반월상 연골 파열로 수술을 받은 사람에게 도움을 준다

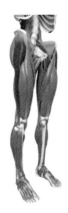

https://www.youtube.com/watch?v=1DlBqwlvlFw

<4번 운동>-사용되는 근육: 넙다리 근막 긴장근

Outer thigh 운동으로 27초부터 운동 하는 방법을 보시기 바란다. 이 운동은 허벅지 바깥쪽 에 있는 넙다리 근막 긴장근을 단련 시켜준다. 이 기구는 특히 무릎 외측 반월상 연골 파열로 수술을 받은 사람에게 도움을 준다.

위 4가지 운동은 무릎 관련 수술을 했다면 필수적으로 해야하는 운동들이다. 위 운동의 방법은 1.처음에는 1분정도 가볍게 지속할 수 있는 무게로 워밍업을 한 뒤 2. 한 번에 12번 할 수 있는 무게로 설정 후 1세트 실시 3. 10번 할 수 있는 무게로 설정 후 2세트 실시 4. 8번 할 수 있는 무게로 설정 후 3세트를 실시한다.

-무릎에 부하가 걸리지 않으면서 실시하는 소도구 운동

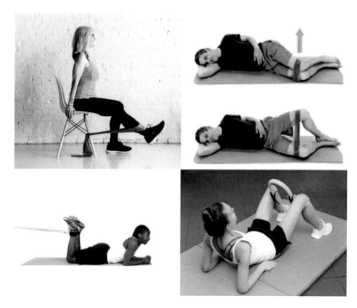

　　위에서 보여드리는 운동은 무릎에 부하가 걸리지 않는 소도구를 사용한 재활 운동하는 방법이다. 근래에는 저렴하면서도 다양한 소도구들이 많이 있다. 그것을 FITT 원리에 맞추어 적용하는 것이 중요하다. 사람들이 한 가지 운동에 빨리 지루해 할 수 있기 때문에 재활 현장에서는 다양한 방법으로 소도구를 사용하여 트레이닝 시키지만, 가정에서 혼자 재활 운동을 시작 할 때에는 위의 4가지 운동으로 시작하면서 운동이 지루하고 효과가 나지 않는다면 다양한 재활 운동을 배워보는 것을 추천해 드린다.

셀프 재활 운동시 일어나는 무릎 통증 자가 해결법

사실 이 부분은 어려울게 전혀 없으나 혼자 셀프 운동을 하게 되면 처음 겪게 되는 일이라 당황스러워 할 수 있다. 그러나 전혀 당황할 필요가 없다. 여러분이 병원을 찾는다고 해도 병원에서 해줄 수 있는 치료는 물리치료와 주사치료 약처방외에는 없기 때문이다.

운동 진행 중 통증이 발생하고 무릎이 붓는다면 운동 후 아이스 팩으로 진정을 시켜주거나 냉각 스프레이를 사용해 열감을 빼주면 된다. 또 다른 치료 방법은 무릎 주변을 맛사지 해주는 것이다.

허벅지와 허벅지 뒤쪽, 종아리까지 주물러주어 근육의 긴장감을 최소화 시켜주면 운동시 한결 부드럽고 쉽게 운동에 집중할 수 있다.

운동시 갑작스러운 붓기와 문제시 응급 처치에는 아주 널리 사용되는 전문적인 방법이 RICE 처치법이다.

RICE !
Rest - Icing - Compression - Elevation

첫번째 Rest 이며, 운동 재활 중에도 크고 작은 부상을 입을 수 있다. 이럴 때 먼저 하실 일은 운동을 바로 멈추고 휴식에 들어가야 합니다.

두번째 Icing 이며, 휴식 이후 바로 얼음찜질이나 냉각스프레이를 사용 해야 한다. 이유불문하고 몸에 상해가 발생했다는 것은 '세포가 파괴되었다'라는 것을 의미 한다. 세포가 파괴되면 여러가지 스트레스 호르몬들과 세균으로부터 보호하려 달려드는 대식세포, 상처를 메꾸려 딱지를 짓는 혈소판 등 여러가지 필요한 물질들이 상처 부위로 달려든다. 당연히 이것은 우리 신체에 상해가 일어났을 때 일어나는 좋은 현상이다. 그러나 상처를 당장 메꾸는 것보다 중요한 것은 더 심한 상처를 막는 것이다.

일반적으로 많이 다치는 발목 염좌를 예를 들어서 말씀드리면, 운동 중 가볍게 삐여 해당 부위 인대 100개 중에서 10개가 끊어졌다고 가정했을 때, 조금 다쳤기에 Icing 처리를 하지 않고 놓아두면 각종 혈구 및 삼투압 현상으로 상해가 난 부위가 부으면서 다른 인대 10가닥을 추가로 끊어버리게 된다. 처음은 가볍게 10개가 끊어졌지만 나중에 10가닥이 추가되어 20가닥에 문제가 생기는 것이다. 아주 가벼운 염좌라면 문제가 없지만 상해의 정도가 높은 무릎 수술 후 재활 시 일어나는 붓기는 그 만큼 부종이 심하여 더욱 큰 손상을 가져올 수 있다. 그렇기 때문에 Icing은 정말 중요하다.

세번째 Compression 휴식(Rest)과 얼음찜질(Icing)으로 응급 처치를 실시했다면 추가적으로 압박을 실시해준다. 혈관을 압박하여 부종을 최소화 하는 것이다. 붕대를 사용해도 되지만 Taping를 이용하여 압박을 하면 좀 더 강력하게 압박이 되며 고정 효과가 있어 도움이 될 수 있다.

네번째 Elevation 이며, 위의 3가지 처치 후에 손상 부위를 심장보다 높게 위치 시키도록 한다.

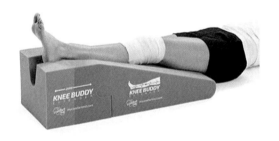

도수 치료를 담당하는 치료사의 경우 원인이 되는 근육을 알고 있기에 원인 부분을 빠른 시간 안에 풀어주어 운동할 때 일어나는 통증과 붓기 등을 제어하면서 운동할 수 있도록 도와주는 역할을 한다. 여러분들이 전문가가 아니라도 한 가지 치료 포인트를 예를 들어 설명 하고자 한다.

작년 계단 보행 시 물건을 들고 올라가다 무릎이 돌아가면서 반월상 연골이 찢어져 보행을 할 수 없을 정도로 무릎이 굽어지지 않았고, 뭔가 걸린 느낌이 무릎 주변 특히 무릎 바로 뒤쪽에서 일어났다. 그래서 그 즉시 그 부분을 짧게 1분정도 주물러 주었고, 그 즉시 통증은 있었으나 보행이 가능했고 무릎이 잘 움직여 졌다. 이처럼 어떤 압박 또는 기타의 자극에 의하여 특수한 감각이나 증상을 일으키는 신체내의 특수한 지점을 trigger point라고 하는데 이 부분을 잘 맛사지 해주면 누구나 손쉽게 재활 운동시 일어나는 문제를 해결하면서 운동에 집중할 수 있다.

-무릎 통증 시 근육을 풀어주는 셀프 처치 방법

운동도 중요하지만 근육을 풀어주는 것도 중요하다. 무릎 수술 후 무릎 주변의 **근육은 항상 긴장 상태**에 놓여 있게 된다. 긴장 상태에 놓여져 있는 근육은 뭉쳐져 있어 맛사지 시 환자는 통증을 호소 게된다. 그러한 통증에도 불구하고 뭉친 부위 맛지를 지속적으로 해주게 되면 처음에 있던 통증이 점점 사그라드는 것을 느낄 수 있게 된다. 이런 이점이 있기에 운동 전과 후 근육을 잘 스트레칭해주고 맛사지를 통해 풀어주는 것이 필요하다

무릎 맛사지를 할 때 아래의 방법처럼 1. 주먹을 사용하는 방법 2.팔꿈치를 사용하는 방법 3.손가락을 사용하는 방법 등 여러 가지 다양한 방법이 있다. 또한 영상에서 무릎 수술 후 풀어야 되는 모든 근육들을 셀프로 할 수 있도록 자세하게 담고 있다.

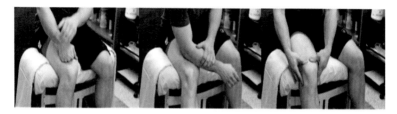
https://www.youtube.com/watch?v=AcSJk9eglwl

보행 습관을 고쳐야 무릎이 산다

이제 마지막으로 반드시 해야할 운동이 있습니다. 무릎의 관절 범위도 확장을 했고 근육도 강화되어 잘 걷고 뛸 수 있게 되었다. 이제부터가 본격적으로 재활의 시작이라 할 수 있다.

"여러분은 자신의 걷는 모습을 관찰해 본적이 있나요?"

관찰까지는 아니더라도 자시의 걸음걸이에 대해서 누구에게 듣거나 한 번쯤은 생각해 본 적이 있으실 거라 생각된다.

"왜 보행이 중요할까요?"

여러분의 무릎이 붓거나 수술을 한 이유가 여러분의 잘못된 보행 습관에서부터 시작되었기 때문이다. 잘못된 보행 습관의 문제가 어디서부터 시작되었는지 찾게 되면 신체 상해로부터 자유해 질 수 있다. 그런데 문제는 여러분이 전문가가 아니기에 여러분의 상태를 보고 여러분을 진단 할 수 없다는 사실이다. 그러나 여러분을 진단할 수 없어도 여러분 스스로가 제가 제시한 운동만 매일 시간내어 1분씩 5회이상 실시만 해도 보행 문제 개선에 도움이 된다.

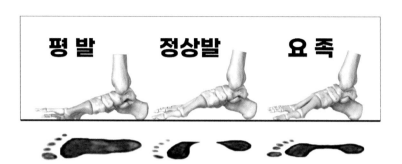

<보행시 나타나는 족부의 모양>

위 이미지는 족부의 상태를 프린트 했을 때 나오는 발바닥의 상태를 나타내고 있다. 정상 발 외에 2가지 유형인 평발과 요족이 가장 많이 있는 유형이다. 족부의 유형은 유전적인 것과 본인의 습관으로 인해 족부의 형태가 틀어진 유형이 있다. 잘못된 보행을 하는 사람의 신발을 보면 유독 한쪽 면이 닳아 있는 것을 볼 수 있다.

새 신발을 구입해도 얼마 안가 한쪽 면만 닳는 사람들은 나의 보행에 문제가 있고 교정을 하지 않으면 발목과 무릎, 고관절의 상해를 유발할 수 있음을 인지해야 한다.

- 옳바른 보행을 위한 족부의 셀프 교정법 1

가장 좋은 첫 번째 방법은 자신의 발에 맞는 족부 오쏘릭스(깔창)를 신발에 착용하고 평상시에 걸어 다니면서 교정을 하는 방법이다. 비용적인 부분이 들지만 가장 효과적인 방법이며 족부 오쏘릭스로 하체에 들어가는 체중의 부하를 현격히 줄여주어 무릎의 부담을 줄여준다.

두 번째 방법은 Calf stretch이다. 이 자세를 하루 시작 전과 앉은 상태에서 일어나서 걷기 전 짧게 지속적으로 실시해주면 발목이 정상적인 라인에서 걸을 수 있도록 도와준다. 처음에는 일시적으로 좋아지지만 지속적으로 이 동작을 반복해서 실시해주면 원래의 상태로 돌아오게 된다. 이빨 교정과 같이 우리 신체의 교정도 시간이 소요된다는 것을 알아야한다. 본인의 나이 만큼 잘못된 자세로 보행을 해왔기에 평생 관리한다는 생각으로 매일같이 발목 교정을 위해 시간 투자를 해야한다. 아래 동작을 실시하게 되면 발목이 정상라인으로 회복되어 보행시 바르게 걸을 수 있도록 도와준다

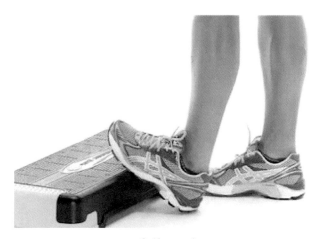

<Calf stretch>

위의 사진과 같이 스텝퍼를 사용해도 되고 계단에서 실시해도 된다. 그러나 계단 위에서 실시하는 것을 더 추천해드린다.

이 동작을 실시할 때 주의 사항은 발이 옆으로 틀어지지 않게 일자로 둔 상태에서 오른쪽과 왼쪽을 번갈아 가면서 실시한다. 30초씩 좌우 5회 이상 실시해준다.

-옳바른 보행을 위한 족부의 셀프 교정법 2

위와 같은 종류의 스트레칭이지만 또 다른 방법으로도 족부를 교정할 수 있다. 저는 개인적으로 운동할 때 효율성에 중점을 두고 운동을 선택하는데 족부 교정을 할 때 위와 같이 내 체중을 이용해서 종아리를 스트레칭을 실시하면 편하게 실시 할 수 있다. 그런데 다른 소도구를 이용해서 하게 되면 불필요한 다른 힘이 들어가면서 족부 교정을 해야 한다. 그 예는 아래와 같다.

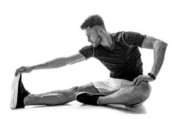 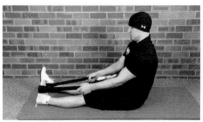

왼쪽에 있는 사진을 보면 손으로 발끝을 잡아 종아리 스트레칭을 실시하고 있고, 오른쪽에 있는 사진은 밴드를 사용하여 종아리 스트레칭을 하고 있다. 두 동작 모두 상체의 힘이 들어간다. 그런데 두 개의

운동 동작을 분석해 보면 왼쪽에 있는 동작이 더 불필요하게 힘이 많이 들어가고 있다.

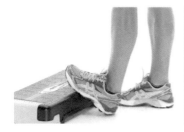 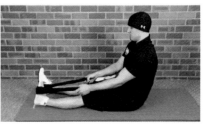

　　스텝퍼에서 실시하는 종아리 스트레칭과 밴드를 사용해서 실시하는 종아리 스트레칭의 차이를 살펴보면 스텝퍼 위에서 실시하는 종아리 운동이 불필요한 힘을 들이지 않으면서 손쉽게 할 수 있는 운동이 될 수 있다. 그러나 환자의 상태에 따라서 안전하게 운동을 해야 할 필요성이 있을 때는 앉아서 밴드로 실시하면 되겠다.

　　제가 설명하는 것은 위의 운동이 잘못되었다고 말하는 것이 아니다. 운동의 목적이 무엇이냐에 따라 위의 모든 동작들이 필요하지만 족부 교정을 위한 목적으로 교정 운동을 실시할 때는 효율성 있게 운동을 선택해야 쉽고 빠르게 교정을 할 수 있다.

-옳바른 보행을 위한 골반의 셀프 교정법 3

　　골반이 틀어져도 보행에 문제가 생긴다. 보통 골반이 틀어지는 원인은 짝 다리로 자주 서있는 다든지, 앉아서 일을 할 때 다리를 꼬고 앉을 때 골반은 틀어지게 된다. 체형교정 검사를 실시해 보면 거의

95%이상에서 골반이 틀어짐을 확인하였다. 골반의 해부학적인 그림을 보시면 정확히 이해할 수 있다.

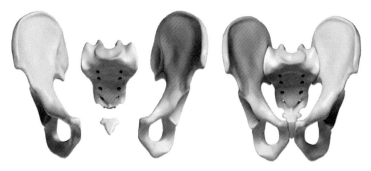

<골반의 구조>

골반의 구조는 위와 같이 분리된 뼈들이 연합하여 만들어진 구조이다. 분리되어 있기에 잘못된 자세로 앉거나 서서 보행할 때 골반은 기울어지게 된다. 골반은 4가지 방향으로 기울어지는데 그것은 아래와 같다.

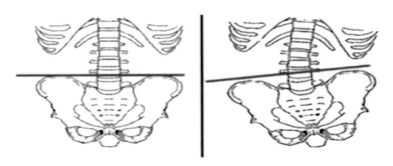

정면에서 보았을 때 좌 또는 우로 골반이 기울어진 상태로 있는

경우가 있다. 다리를 꼬고 앉을 때 오른쪽을 위로 올려 앉는 사람의 경우 오른쪽 골반이 올라가며 왼쪽은 내려가게 된다. 왼쪽을 위로 올려 앉는 사람의 경우 왼쪽 골반이 올라가고 오른쪽이 내려 간다. 이런 경우의 셀프 교정법은 아래와 같다.

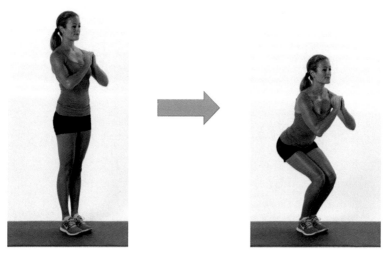

　　사진은 **Narrow Squat** 동작으로. 위와 같이 다리를 모은 상태에서 살짝 내려갔다 올라온다. 10회 정도 실시하면 좌우로 틀어졌던 골반이 정상적으로 회복 되어진다. 이것이 일시적이지 않고 계속적으로 정상적인 골반의 상태로 유지하기 위해서는 앉아있는 자세 시 다리를 꼬지 않아야 하며, 서 있을 때 짝 다리로 서지 않아야 한다. 또한 의자에 앉을 때 오른쪽과 왼쪽 엉덩이에 힘이 50대 50으로 들어갈 수 있도록 균형을 잡고 앉는 습관을 들여야 한다. 균형 잡는 습관을 들이면

서 Narrow Squat를 10회씩 하루에 5-10씩 꾸준히 해준다면 좌우로 틀어지는 골반을 정상적으로 회복 하는데 도움이 된다.

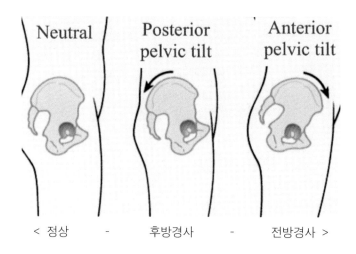

< 정상   -   후방경사   -   전방경사 >

옆에서 보았을 때 골반은 뒤쪽으로 기울어지거나 앞쪽으로 기울어지는 2가지 기울기를 가지고 있다. 그림 어떤 경우 골반의 기울기가 변화하는지 살펴보기로 하자

아래의 사진에서 전방 경사란 골반의 윗쪽이 앞쪽으로 기울어지고 꼬리뼈 쪽이 뒤쪽으로 나온 경우 전방 경사 되었다고 한다. 그림에서 바른 정렬 상태와 비교해 보면 같은 사람인데 배가 더 나온 것을 볼 수 있다. 마른 사람인데 배가 나온 사람의 경우 전방 경사가 의외로 많이 있다. 특히 하이힐을 즐겨 신는 여성에서 전방 경사가 나타난다. 후방 경사의 경우는 배가 오히려 뒤로 들어가 있다. 허리 쪽 부분은 살짝 들어가는 구조로 만들어져 있는데 잘못된 자세로 앉거나 서있을 때

골반의 후방 경사가 만들어 진다.

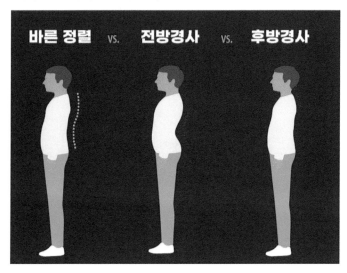

이런 경우의 셀프 교정법은 아래와 같다.

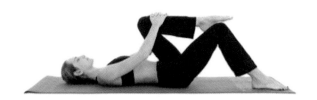

골반의 전방 경사와 후방 경사를 교정해 주는 운동이다. 가능하

무릎 통증 한 번에 잡기

다면 가슴까지 닿을 수 있도록 당겨준다. 만약 여러분의 골반이 문제가 있다면 한쪽은 가슴까지 무릎이 닿는데 한쪽은 가슴까지 닿지 않는 경우를 확인할 수 있다. 이러한 불균형을 Knees to chest 스트레칭을 통해서 도움을 받을 수 있다.

자세를 보며 배우는 골반이 틀어지는 원리

아래에 있는 사진은 물론 골반의 4가지 틀어짐이 함께 나올 수 있지만 주된 특징을 나타내는 기울임이 골반이 우나 좌로 기울어짐 증상이다. 그 증상을 이해하면 여러분이 평상시 바른 자세 습관을 생활하는데 도움이 된다.

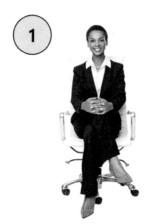

1번 자세는 여러분이 답을 보기 전에 한번 생각해보시기 바란다. 골반의 틀어짐이 어떻게 되었을까요?

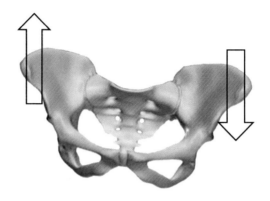

1번 자세와 같이 오른쪽 다리를 왼쪽 다리 위에 꼬고 앉을 경우 골반은 위의 그림처럼 오른쪽이 올라가고 왼쪽이 내려가게 된다. 다리를 반대로 꼬고 앉을 경우 골반은 왼쪽이 올라가고 오른쪽이 내려가게 된다.

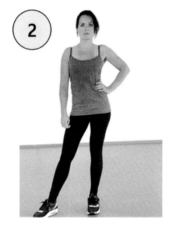

2번 자세는 여러분이 답을 보기 전에 한번 생각해보시기 바란다. 골반의 틀어짐이 어떻게 되었을까요?

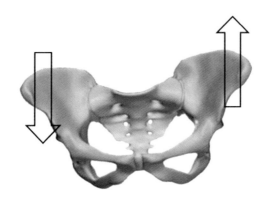

　　2번 자세와 같이 왼쪽에 체중의 중심을 두면서 짝 다리로 서있을 경우 골반의 왼쪽은 올라가고 오른쪽은 내려가게 됩니다. 반대로 설 경우 골반은 오른쪽은 올라가고 왼쪽은 내려가게 됩니다.

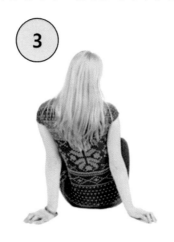

　　3번 자세는 여러분이 답을 보기 전에 한번 생각해보시기 바랍니다. 골반의 틀어짐이 어떻게 되었을까요?

　　　　　　　　　　　　　　　　무릎 통증 한 번에 잡기

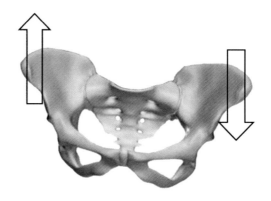

　　3번 자세는 체중의 중심이 왼쪽에 더 많이 쏠려 있기에 골반은
오른쪽은 올라가고 왼쪽은 내려가게 된다. 이 처럼 앉아 있을 때 체중
의 중심이 오른쪽이나 왼쪽 중 쏠리는 쪽의 골반이 올라가게 된다.

　　위와 같이 골반이 좌로나 우로나 기울어짐의 메카니즘을 위의
사진을 통해서 배워 보았다.

골반 기울어짐 셀프 진단법

셀프 진단을 위한 방법을 살펴 보도록 하자. 이 진단은 골반이 좌와 우 중 어느 쪽으로 기울어져 있는지 알기 위한 진단이다.

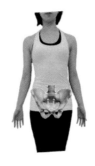

옆에서 보는 것처럼 옷을 입었을 때 골반은 우리가 생각하는 것보다 위에 위치해 있다. 본인의 골반을 체크하기 위해서 거울 앞에서 실시한다. 제자리에 다리를 붙이고 서서 손을 가지런히 내려 놓는다.

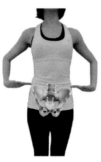

손가락을 누르면서 올라오면 옆의 그림과 같이 양쪽 골반의 끝자락이 손가락에 느껴진다. 그 부위에 손목을 위와 같이 꺾어서 올려놓고 좌우 높이를 비교해 보자. 어느 쪽이 높고, 어느 쪽이 낮은지 확인해본다.

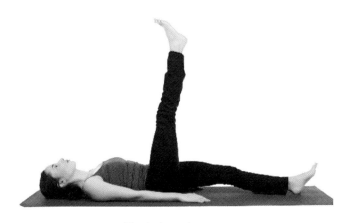

<Single leg raise test>

　이 진단은 허리 통증 시 알기 위한 테스트로 활용이 되면서 골반이 앞과 뒤 중 어느 쪽으로 기울어져 있는지 알 수 있는 진단이다.

　다리를 들어 올렸을 때 70도(기준)가 올라가지 않는 다면 골반이 앞(전방경사)으로 기울어졌다는 것을 알 수 있다. 한쪽 다리는 70도 정도 올라가는데 다른 한쪽은 90도 이상 올라간다면 90도 이상 올라간 다리는 뒤(후방경사)로 기울어진 것을 알 수 있다. 스포츠 중 리듬체조와 같이 유연성을 많이 요구하는 종목을 하는 선수들의 경우에는 위의 검사로 판별할 수 없으며 다른 방법으로 측정을 해보아야 정확히 알 수 있다.

　위과 같이 셀프 교정법은 매우 간단하므로 매일 실시해 주면 정상적인 골반을 유지하는데 도움이 된다. 또한 바른 보행과 무릎 상해를 예방하여 안전하게 일상생활을 하는데 도움을 준다.

-일상 생활에서 골반의 역할-

골반은 몸의 중심에 위치하는 뼈이자 몸의 축으로 복부를 지탱하며 내장과 생식기를 보호해 주는 중요한 역할을 담당하고 있다. 그렇기 때문에 만약 골반이 변형되면 골반 안에 있는 내장과 생식기에도 영향을 미치게 된다.

만약 골반이 뒤틀려 벌어지게 되면 내장이 아래로 처지게 되므로 아랫배가 볼록 튀어나오거나, 힙이 옆으로 퍼지거나 처지는 등 흐트러진 몸매를 만드는 원인이 된다. "내 골반은 정상이야"라고 착각에 빠져 있는 사람은 혹시 없는지, 유감스럽게도 현대인의 대부분은 비뚤어지고 변형된 골반을 지니고 있다. 그 이유는 21C에 들어서면서 산업화로 인해 자동화 기계화 되면서 우리는 책상에 오래 앉아 있는 근무환경, 운동부족 등으로 골반이 뒤틀어지는 환경에 처해있기 때문이다

골반 변형이 오면 머리부터 발끝까지의 자세가 불안정하게 되고 몸의 균형이 무너지게 된다. 이것으로 인해 척추에 문제를 야기시켜 통증을 발생시키게 된다. 이런 골반 변형은 다리 길이 차이를 다르게 만들어 어깨와 허리, 엉덩이의 통증으로 나타나게 된다.

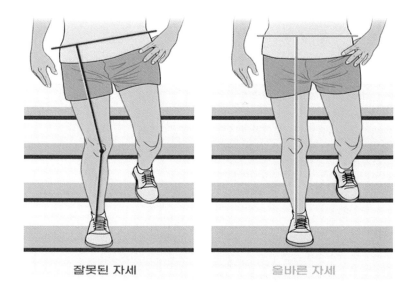

잘못된 자세   올바른 자세

     또한 계단을 오르고 내려올 때, 보행 시 위 그림처럼 한쪽으로 치우친 자세가 나오게 된다. 위와 같이 골반의 문제로 걸음걸이가 치우치게 되면 한 쪽 무릎에 체중의 부하가 더 많이 실려 무릎의 피로감이 쌓이게 된다. 이와 함께 여러 가지 외과적인 질환들이 쉽게 발생하면서 만성피로의 원인이 된다.